DEUX
AUTOPSIES DE TIQUEURS

Considérations pathogéniques

PAR

M. BERTON

Vétérinaire en 1ᵉ, directeur de l'annexe de remonte de Larochebeaucourt.

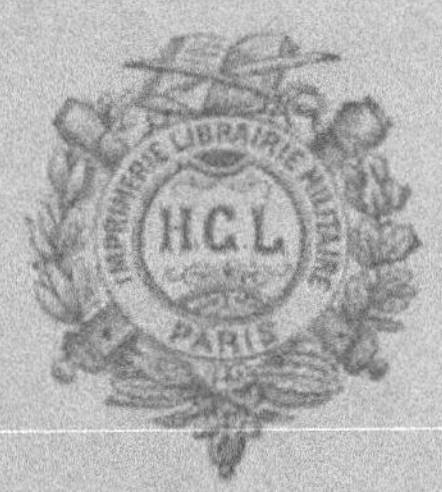

PARIS

HENRI CHARLES-LAVAUZELLE

Éditeur militaire

10, Rue Danton, Boulevard Saint-Germain, 118

(MÊME MAISON A LIMOGES)

DEUX

AUTOPSIES DE TIQUEURS

Considérations pathogéniques

PAR

M. BERTON

Vétérinaire en 1ᵉʳ, directeur de l'annexe de remonte de Larochebeaucourt.

PARIS

Henri CHARLES-LAVAUZELLE

Éditeur militaire

10, Rue Danton, Boulevard Saint-Germain, 118

(MÊME MAISON A LIMOGES)

Deux Autopsies de Tiqueurs

CONSIDÉRATIONS PATHOGÉNIQUES

OBSERVATION I.

Repos, cheval, 9 ans.

Tique depuis son arrivée au régiment, à 5 ans. Maigre. Toujours en mauvais état. Caractère quinteux. Est souvent atteint de coliques avec ou sans météorisme.

Appuie sur le bord de la mangeoire par la surface de frottement des incisives supérieures, lesquelles sont fortement usées, nivelées au ras des gencives. Place sa tête verticalement ; roue légèrement l'encolure ; contracte spasmodiquement les muscles sterno-maxillaires, sous-scapulo-hyoïdiens, sterno-hyoïdiens, sterno-thyroïdiens, omo-trachéliens et mastoïdo-huméraux. Ces masses musculaires se dessinent nettement sous la peau et impriment aux doigts explorateurs une secousse brusque, saccadée, facilement appréciable sous la gorge, muscles trachéliens — près de l'angle postérieur de la mâchoire, sterno-maxillaire — au niveau de l'apophyse transverse de l'atlas omo-trachélien. La réaction motrice se répète cinq à dix fois, à quelques secondes d'intervalle, et les séries sont séparées par des périodes de repos d'une durée variable pouvant atteindre vingt minutes, une demi-heure. Les accès s'éloignent pendant les repas ; ils sont aussi moins longs. A chaque contraction fait entendre un bruit sourd et prolongé ; montre aussi, cependant, des contractions muettes. Au cours de chaque mouvement, le larynx est nettement abaissé ; la langue, visible entre les mâchoires entr'ouvertes, ne subit aucune déformation, aucun déplacement, et ses muscles semblent rester absolument inactifs.

Repos meurt, en décembre 1903, à la suite de coliques violentes.

Les lésions rencontrées à l'autopsie sont celles d'une congestion intestinale très accusée du gros côlon siégeant depuis la courbure sus-sternale jusques et y compris la courbure pelvienne.

Il n'y a pas d'autres altérations gastro-intestinales.

Les organes annexes de la cavité abdominale sont sains et ceux de la cavité thoracique ne présentent rien d'anormal.

On note une hypertrophie manifeste des sterno-hyoïdiens, thyroïdiens, omoplat-hyoïdiens et des stylo-maxillaires.

Des vues théoriques qu'il serait trop long d'exposer ici nous ayant fait penser que les causes du tic pourraient peut-être tenir à des lésions des poches gutturales ou des trompes d'Eustache, l'occasion se présentait de rechercher ces altérations et c'est dans ce but qu'il fut procédé à un examen minutieux de la région gutturo-pharyngée mise à nu par l'enlèvement d'une des branches du maxillaire inférieur.

La dissection méthodique de cette région délicate nous permet de constater, entre la face postéro-supérieure du pharynx et la paroi inférieure de la poche gutturale adjacente, la présence d'une tumeur molle, brunâtre, de 8 à 10 centimètres de longueur sur 2 à 3 centimètres d'épaisseur ; mamelonnée, constituée par les ganglions rétro-pharyngiens plus ou moins hypertrophiés, rouge-brunâtres, réunis, soudés par des exsudats inflammatoires citrins ou rougeâtres infiltrant le tissu conjonctif péri-ganglionnaire. Débarrassés de la gangue inflammatoire qui les englobe, ces ganglions se montrent pour la plupart isolés, brunâtres ou jaunâtres, hémorragiques, d'un volume sensiblement amplifié, certains atteignant la grosseur d'une petite noix. L'ensemble de chaque plastron ganglionnaire ainsi constitué pèse environ 100 grammes.

Ces lésions sont symétriques. Le Pr Bimes, qui a bien voulu étudier ces altérations au point de vue histologique, les considère comme des « lésions ganglionnaires subaiguës. Les travées conjonctives sont très sensiblement épaissies mais non fibreuses, comme dans la sclérose pure. Ces travées sont constituées par un tissu conjonctif à cellules presques rondes, par conséquent hypertrophiées, à fibrilles épaissies dissociées par un œdème assez abondant. Il y a donc prolifération conjonctive certaine, commencement de sclérose. Dans les follicules, les éléments lymphatiques sont plus rares qu'à l'état normal et, en nombre de points, on peut constater que la trame est sensiblement épaissie. Comme il arrive d'ordinaire, c'est surtout autour des vaisseaux que les lésions sont le plus accusées ».

Les muscles pharyngiens en contact avec ces plastrons ganglionnaires sont semés de larges taches brunâtres, sans cependant que leur texture paraisse modifiée.

Les nombreuses divisions nerveuses issues du pneumogastrique, du sympathique et du glosso-pharyngien, dont le réseau anastomotique constitue le plexus pharyngien, sont en grande partie englobées ou tout au moins en contact avec le tissu inflammatoire formé par les masses ganglionnaires.

Certains nerfs importants, tels que le laryngé supérieur, le laryngé externe, originaires du pneumogastrique, sont, sur quelques centimètres de leur étendue, noyés, cachés totalement par la tuméfaction ganglionnaire. Isolés, ces fragments nerveux semblent cependant encore sains, autant toutefois qu'il est permis d'en juger à l'œil nu, l'examen micrographique n'ayant pu être pratiqué.

Les parois des poches gutturales présentent leur texture normale. Dans les parties postéro-inférieures, la muqueuse montre un fin piqueté hémorragique. Les trompes d'Eustache sont saines, parfaitement perméables et leur ouverture sur le pharynx se présente avec des caractères normaux.

La muqueuse pharyngienne, celle de la glotte, sont exemptes d'altérations.

En somme, ces lésions gutturales se résument en une inflammation subaiguë des ganglions rétro-pharyngiens, symétrique, en contact ou englobant même une portion plus ou moins étendue des nerfs laryngé supérieur, laryngé externe et du plexus pharyngien.

OBSERVATION II.

Cheval, 6 ans, appartenant à un propriétaire de la région.

A été acheté tiqueur il y a deux ans.

D'un caractère fantasque ; rétive souvent ; se jette à droite ou à gauche dans les brancards ; refuse d'avancer ou de reculer, de tourner... tout cela d'une façon inconstante, marchant bien pendant quelques jours pour devenir tout à coup intraitable.

C'est un grand tiqueur, chez lequel les spasmes sont violents et fréquents. Les muscles visiblement mis en jeu sont les mêmes que dans l'observation précédente. L'appui sur la mangeoire se fait par la houppe du menton, la bouche fermée. Le bruit guttural est d'une rare intensité ; il manque rarement.

Les coliques sont fréquentes. Néanmoins l'état d'entretien est encore bon.

Meurt, le 11 décembre 1905, d'une congestion hémorragique du gros intestin.

En dehors des lésions congestives et hémorragiques du gros intestin, que nous ne faisons que signaler d'ailleurs, les organes accessoires de l'appareil digestif, ceux de la cavité thoracique ne présentent rien d'intéressant.

La région gutturale, préparée comme il a été dit plus haut, permet de constater des altérations d'autant plus frappantes qu'elles répètent plus ou moins exactement celles relatées dans notre première autopsie.

Les ganglions rétro-pharyngiens se présentent sous l'aspect d'une masse rouge foncé, enserrés dans une trame conjonctive épaissie, infiltrée par des exsudats inflammatoires citrins ou rosés, semée d'un piqueté noir semblant d'origine mélanique (le cheval était gris). Les ganglions sont sensiblement hypertrophiés, rouge-noirâtres, et, sur la coupe, fortement ecchymosés. Ils refoulent en haut la poche gutturale adjacente et adhèrent lâchement aux muscles crico-pharyngien et thyro-pharyngien sur lesquels ils s'appuient.

Le tissu cellulaire, qui soutient les divisions terminales de la carotide et les nerfs nombreux qui abandonnent à cet endroit les parois latérales des poches gutturales, est le siège d'une infiltration citrine abondante, montrant, par places, ou de larges suffusions sanguines ou des taches jaune foncé. Cette masse gélatineuse inflammatoire remonte assez haut, jusqu'au voisinage de l'apophyse transverse de l'atlas, à proximité du ganglion cervical supérieur. Elle englobe, à leur émergence des parois des poches gutturales, des portions plus ou moins importantes du spinal, du pneumogastrique, du sympathique, du laryngé externe, du laryngé supérieur, une grande étendue du plexus anastomotique guttural. Tous ces nerfs, dans les parties en contact avec ces lésions inflammatoires, présentent une teinte générale rouge plus ou moins foncée ; par places, des ecchymoses ; en d'autres, de fines pétéchies.

Ces altérations sont symétriques.

Les poches gutturales, les trompes d'Eustache ne présentent rien d'anormal.

Les muscles pharyngiens se montrent avec leurs caractères habituels ; mais la muqueuse du pharynx est sous le coup d'une inflammation chronique. Elle est un peu épaissie, plissée, couverte d'un épais mucus. Les follicules lymphatiques et les glandes à mucus sont gonflés, proéminent sous l'aspect de petites saillies blanchâtres, résistantes qui se retrouvent jusqu'à l'entrée du larynx sur l'épiglotte et les cartilages aryténoïdes.

En résumé, les lésions de la région gutturale se traduisent encore par une inflammation des ganglions rétro-pharyngiens et du tissu cellulaire des faces latéro-postérieures des poches gutturales, englobant des portions plus ou moins étendues des IXe, X[e] et XIe paires crâniennes du sympathique et une grande partie du plexus guttural.

Considérations pathogéniques.

Dans ces deux faits l'origine première des inflammations ganglionnaires reste inconnue. Cependant les lésions d'angine chronique relevées dans la deuxième observation pourraient peut-être en fournir l'explication.

D'une façon générale il faudrait pouvoir assister à la naissance du tic pour émettre à ce sujet une opinion quelque peu fondée.

Nous laissons donc, quant à maintenant, ce point dans l'ombre pour ne retenir que l'identité presque absolue des altérations et en tirer les considérations qu'elles semblent comporter.

Réaction motrice. — Le syndrome tic résulte d'un ensemble de manifestations dont l'élément essentiel est la contraction musculaire.

C'est là un fait sur lequel il est nécessaire de s'appesantir dès le début de ces considérations parce que jusqu'ici il semble avoir été quelque peu négligé au profit de l'étude de points accessoires, tels que le bruit, le mode d'appui, l'usure dentaire, etc.

La contraction musculaire schématise le tic. Elle en est l'élément primordial ; celui qui domine, qui commande tous les autres. Sans elle, le phénomène n'existe pas. C'est donc vers elle que l'attention doit tout d'abord se tourner et s'arrêter.

Les réactions motrices du tic se présentent avec des caractères très particuliers. Elles sont brusques, saccadées, généralement violentes. La plupart des muscles superficiels intéressés se dessinent sous la peau avec une grande netteté.

Rarement isolées, ces contractions surviennent généralement en séries et se répètent, séparées seulement de quelques secondes, un plus ou moins grand nombre de fois. Après un repos le plus souvent très fugitif, elles reprennent avec la même intensité et les mêmes caractères pour laisser enfin le sujet calme et tranquille pendant un temps très variable, parfois plusieurs heures.

La plus grande irrégularité préside à la répétition des accès comme à l'intervalle qui les sépare.

Pour certains sujets les repas semblent favoriser les contractions qui s'intercalent, plus ou moins nombreuses, pendant plusieurs minutes, entre chaque déglutition. Chez d'autres, au contraire, les mouvements ont lieu en dehors des repas.

Le travail, la maladie, le changement de milieu paraissent les éloigner. Le repos les favorise.

Les crises présentent exceptionnellement des trêves très longues, plusieurs mois, une année, puis réapparaissent pour reprendre bien vite toute leur fréquence et toute leur intensité.

Une fois installées, ces contractions demeurent. Leur disparition définitive n'a jamais été signalée.

L'énergie, la rapidité, la répétition, les accès qui président à ces secousses contractiles les rangent indéniablement dans la catégorie des spasmes. Ce sont des myoclonies paroxystiques.

Les muscles, visiblement mis en branle par ces contractions insolites, sont toujours les mêmes : les sterno-maxillaire, sterno-hyoïdien, omoplat-hyoïdien, sterno-thyroïdien, omo-trachélien, mastoïdo-huméral et même les trapèzes.

Pour la plupart d'entre eux, l'accentuation de leur relief est bien évidente au niveau de certaines de leurs insertions : angle postérieur de la mâchoire pour le tendon du sterno-maxillaire, apophyse mastoïde et apophyse transverse de l'atlas pour le mastoïdo-huméral et l'omo-trachélien. Mais c'est sous la gorge que le phénomène apparaît avec toute son ampleur par la saillie excessive de la portion supérieure des muscles qui la recouvrent — sterno-hyoïdiens, thyroïdiens et omoplat-hyoïdiens.

Ces contractions sont symétriques.

Quelques-uns de ces muscles se montrent parfois hypertrophiés. Cette particularité est fréquente pour les sterno-maxillaires.

Ce territoire musculaire est-il seul intéressé par la réaction motrice ? Nous ne le croyons pas et il est plus que probable que les contractions s'étendent beaucoup plus loin, gagnent les parois du pharynx, l'œsophage, certains muscles laryngés, sinon tous, et même ne laissent pas indifférents les muscles lisses gastro-intestinaux.

Si de cette extension des phénomènes contractiles nous n'avons aucune preuve tangible, l'hypothèse n'en est pas moins des plus vraisemblables, ainsi que nous le verrons bientôt.

Spasme et réflexe. — Les conditions qui régissent la motilité normale s'appliquent également aux spasmes, mais avec une exagération des résultats. La perversion consiste dans une augmentation de l'effet et non dans une modification de la nature des phénomènes.

Les réactions spasmodiques empruntent donc, pour se manifester, les mêmes voies que les réactions motrices physiologiques.

Elles peuvent être, par conséquent, directes, provoquées par l'excitation exclusive d'un nerf moteur, ou réflexes et dues alors à l'excitation primitive d'un nerf sensitif. Dans ce dernier cas, trois facteurs interviennent : un nerf centripète chargé de la transmission périphérique au centre, un centre nerveux transformant cette impression et la réfléchissant, un nerf centrifuge la dirigeant vers l'organe réactionnel.

Les spasmes, dit Brissaud, résultent d'une irritation subite et passagère d'un des points d'un arc réflexe. Ce sont des actes exclusivement réflexes d'origine spinale ou bulbo-spinale.

Le réflexe, phénomène physiologique, se différencie du spasme, phénomène pathologique, par ce fait que l'irritation qui provoque le spasme est elle-même produite par une cause pathologique.

Il n'y a donc pas de spasme sans perturbation morbide sur un point d'un arc réflexe spinal ou bulbo-spinal et le spasme a nécessairement pour substratum anatomique une épine irritative d'un arc spinal ou bulbo-spinal : sur la périphérie sensitive, sur le conducteur centripète, sur le centre bulbo-médullaire et sur les voies centrifuges (Meige et Feindel) (1).

Arcs réflexes du tic. — Ces principes rappelés, examinons rapidement l'innervation du territoire musculaire superficiel intéressé par les contractions, le réseau nerveux qui avoisine et qui pénètre les altérations ganglionnaires, leurs relations bulbo-médullaires, et voyons si cette étude permet d'établir la chaîne des réflexes simples ou associés qui conduit à la réaction motrice du tic.

Les muscles sterno-maxillaires, omo-trachélien, mastoïdo-huméral d'une part, le sterno-hyoïdien, thyroïdien, omoplat-hyoïdien, d'autre part, sont innervés respectivement par le spinal (moteur) et la branche inférieure de la 1re paire cervicale (mixte).

La zone gutturo-pharyngo-laryngée est abondamment pourvue par les IXe, Xe et XIe paires crâniennes (2), par la 1re paire cervicale et aussi par les origines du grand sympathique. Le glosso-pharyngien détient la sensibilité et la motilité du pharynx de concert avec le pneumogastrique. Celui-ci et la XIe paire se pénètrent à tel point qu'anatomiquement et physiologiquement il est parfois difficile de les distinguer. A n'envisager que les régions qui nous intéressent pour le moment, ces derniers nerfs sont surtout les grands dispensateurs du pouvoir moteur et sensitif du larynx et de l'œsophage. Quant à la 1re paire cervicale, elle intervient ici par sa branche supérieure dans la contraction du petit oblique de la tête, des droits postérieurs, du grand complexus et des cervico et temporo-auriculaires, lesquels peut-être ne restent pas étrangers à la réaction générale, mais dont la contraction n'est pas facile à mettre en évidence.

Non seulement ces très importants troncs nerveux s'irradient par des branches multiples, rayonnent un peu dans toutes les

---

(1) Meige et Feindel, *Les tics et leur traitement.*

(2) Nous ne comprenons pas l'hypoglosse dans cette énumération parce que ce nerf se trouve assez éloigné, excentriquement par rapport aux lésions. Il n'est pas impossible cependant qu'il ne puisse parfois participer aux arcs réflexes.

directions, mais encore contractent entre eux des relations anastomotiques intimes. Ces dernières s'étalent, se multiplient en un lacis aux mailles étroites à la face supéro-postérieure du pharynx (plexus pharyngien), sur les côtés et en arrière des poches gutturales (plexus guttural), autour des divisions terminales de la carotide (plexus carotidien), et font, en somme, de la région gutturo-pharyngée un territoire nerveux d'une richesse, d'une délicatesse extrêmes. Pas une surface, pas un point, pour ainsi dire, où l'on ne se heurte à un nerf important ou aux fines arborisations d'un plexus.

Les ganglions pharyngiens sont en quelque sorte plongés dans une atmosphère nerveuse et les chances sont grandes pour que les lésions qui peuvent les atteindre retentissent puissamment sur les éléments nerveux qui les entourent.

La multiplicité de ces cordons nerveux se simplifie au fur et à mesure qu'ils se rapprochent de leur point d'émergence, vers la base du crâne. Réduits alors à leurs troncs primordiaux, les pneumogastrique et spinal accolés, le glosso-pharyngien s'enfoncent respectivement dans les ganglions jugulaire et d'Andersch logés dans le trou déchiré postérieur. C'est là qu'aboutissent aussi leurs racines bulbaires, lesquelles prennent naissance au même point du névraxe, entièrement confondues.

Les fibres sensitives du glosso-pharyngien et du pneumogastrique gagnent, en effet, un noyau commun situé sur le plancher du IV⁰ ventricule ; leurs fibres motrices, en compagnie de celles du spinal, prennent naissance à un autre noyau unique, adossé au premier, le noyau ambigu (1).

Quant à la Iʳᵉ paire cervicale, les rapports étroits qu'elle entretient avec le spinal par les voies médullaires (origines du spinal) et par ses connexions périphériques l'entraînent presque fatalement dans le cycle des perturbations motrices et l'associent intimement à la réaction générale.

Ainsi se trouvent assurées et les fonctions élémentaires, isolées, imparties à chacun de ces nerfs et la complexe action d'ensemble nécessitée par la déglutition.

C'est encore ainsi que les relations réflexes que nous recherchons s'établissent et nous sommes en droit de les tracer synthétiquement de la manière suivante : fibres sensitives des plexus pharyngien, guttural, carotidien ; des nerfs pneumogastrique, glosso-pharyngien et Iʳᵉ paire cervicale pour la surface d'impression et la voie centripète ; centre bulbaire commun aux IX⁰, X⁰ et XI⁰ paires crâniennes, associé pour la Iʳᵉ paire cervicale ; fibres motrices du vague, du glosso-pharyngien, du spinal et de la Iʳᵉ paire cervicale pour le parcours centrifuge.

Il n'entre pas dans notre pensée — il est peut-être inutile de le dire — de faire intervenir simultanément les différents

---

(1) Chauveau, Arloing et Lesbre, *Anatomie*.

éléments nerveux de la paroi supéro-externe du pharynx. Ceux-là mêmes qui sont en contact direct avec les zones inflammatoires ganglionnaires ou conjonctives ne sont sans doute pas tous également impressionnés ; certains doivent échapper aux voisinages irritants et conserver toute indépendance. Mais au point où en est cet essai de pathogénie lequel, certes, nous sommes les premiers à le reconnaître, repose encore sur des bases fragiles et incomplètement étudiées, au point où en est cet essai, disons-nous, il n'est pas possible de préciser avec plus de rigueur les territoires incontestablement névropathiques. N'est-il pas à prévoir que dans un lacis tel, par exemple, que le plexus guttural, l'identité des fibres nerveuses intéressées puisse jamais être démêlée ? Quelle que soit d'ailleurs l'unité sensitive compromise, son aboutissant fatal à un centre unique, commun au spinal et aux fibres motrices des IX⁰ et X⁰ paires, lui impose des effets réactionnels identiques.

Enfin, les propriétés mixtes de ces nerfs nous portent à négliger le spasme direct par stimulation immédiate et isolée du nerf moteur. Il serait bien singulier, en effet, à considérer la structure intime des nerfs mixtes, de voir, seuls, les éléments moteurs impressionnés, alors que les fibres centripètes adaptées à cette fonction sensitive, étroitement adossées aux autres, resteraient indifférentes et sans réaction.

Aussi verrons-nous l'épine irritante sur les conducteurs centripètes et l'origine du réflexe sera tout entière contenue dans ces masses ganglionnaires et conjonctives qui s'étalent sur la face supéro-postérieure du pharynx, qui adhèrent et remontent jusque sur les côtés des poches gutturales, accolées au plexus guttural, englobant même, par places, des cordons nerveux importants, le laryngé supérieur, le laryngé externe, notamment.

S'il n'est pas possible, comme nous le disons plus haut, de déterminer les éléments nerveux spécialement intéressés, les réseaux anastomotiques multiples qui relient entre eux tous les nerfs gutturaux leur imposent une telle solidarité qu'on peut les considérer, eux et leurs plexus, comme une vaste surface d'impression, quelle que soit, en réalité, l'origine matérielle du stimulus anormal (1).

---

(1) En présentant les lésions inflammatoires que nous avons rencontrées comme cause déterminante, nous ne les considérons pas comme exclusives. Il nous semble, *a priori*, qu'elles peuvent varier dans leur siège et dans leur nature. Elles produiraient, par exemple, les mêmes effets, développées sur la muqueuse du pharynx ou à proximité de l'ouverture glottique; sur les poches gutturales, au voisinage des ganglions de certains nerfs crâniens — ganglion d'Andersch pour la IX⁰ paire, ganglion jugulaire pour la X⁰ paire — et pourraient se présenter sous forme de lésions inflammatoires à évolution lente, de tumeurs... Ceci dit pour jalonner la route des recherches ultérieures, lesquelles seraient parfaitement insuffisantes si elles s'en tenaient étroitement à la constatation ou à la non-constatation des adénites rétropharyngiennes.

De l'appui. — Avant d'aller plus loin et de tirer de la théorie que nous exposons toutes les conséquences qu'elle entraîne, nous devons nous arrêter un instant sur un phénomène commun à la majorité des tiqueurs, sur l'appui.

Les réflexes sont, en effet, des phénomènes incoercibles, inévitables, en ce sens qu'ils accompagnent nécessairement l'excitation provocatrice. Si le tic est un réflexe, pourquoi le soutien de la tête semble-t-il indispensable à son exécution ?

La question ne laisse pas que d'être quelque peu embarrassante. L'appui est sans doute une condition favorisante, un artifice qui facilite l'accomplissement de l'acte, en même temps qu'il en atténue le désagrément, peut-être la douleur ? ?

D'ailleurs — et ceci répond à l'objection — la clinique nous montre que l'exécution du tic n'est nullement asservie au soutien de la tête. Pour être moins commun que le tic à l'appui, le tic en l'air n'est certes pas très rare et assez souvent on rencontre ces deux manifestations associées sur le même individu. Nous avons en ce moment parmi nos sujets d'observations un tiqueur indifférent typique qui démontre de la façon la plus nette la contingence de l'appui.

Du bruit. — De cette manière d'envisager la réaction motrice du tic, une conséquence s'impose : l'extension certaine des phénomènes contractiles à d'autres muscles qu'à ceux visiblement mis en cause. Il est, en effet, évident que les voies de longue étendue empruntées par le courant nerveux pour aboutir aux muscles de la région de l'encolure ne sont pas les seules et que ce même courant suit aussi des parcours élémentaires, ceux-là mêmes qui sont contenus dans chacun de ces nerfs mixtes. Ces arcs courts, en provoquant la contraction des muscles pharyngiens et peut-être de la totalité des muscles laryngés, simultanément avec celle des grands muscles superficiels, complètent et étendent la réaction spasmodique du tic.

La participation des muscles du larynx au spasme général est d'ailleurs prouvée expérimentalement. Goubaux a montré depuis longtemps que le tic devient muet après la section des deux récurrents. Le larynx est donc sans aucun doute le siège du bruit et la contraction de ses muscles non moins douleuse.

Comme on le sait, le bruit qui accompagne généralement les mouvements de tic est sourd, plus ou moins prolongé. Cette basse tonalité est probablement due à ce fait que le courant d'air expiratoire ne concourt en rien à sa manifestation, les mouvements de tic se produisant indifféremment pendant les deux actes respiratoires (Malkmus) (1). C'est un son purement glottique, sans intervention du soufflet thoracique.

---

(1) Malkmus, *Deutsche Thierärztliche Wochenschrift*, 14 novembre 1903. — *Revue générale de Médecine vétérinaire*, 1ᵉʳ avril 1904. (Darrou.) — *Revue vétérinaire*, 1ᵉʳ avril 1904. (Neumann.)

Coliques de tic. — Mais il y a plus. L'importance des fonctions du pneumogastrique, son action sur l'appareil digestif et sur le cœur donneraient peut-être l'explication de la nutrition languissante de bon nombre de tiqueurs et de la fréquence si grande de leurs troubles gastro-intestinaux. Il ne nous semble pas excessif d'escompter ainsi le retentissement des perturbations apportées aux fonctions du nerf vague jusque sur les sécrétions gastriques, le péritaltisme intestinal, la vaso-motricité intra-abdominale, alors qu'on reconnaît couramment le phénomène analogue, les convulsions réflexes de l'helminthiase intestinale, par exemple.

Nous n'ignorons pas que c'est surtout au grand sympathique qu'échoient ces importantes fonctions ; mais nous savons aussi que celui-ci s'associe intimement en bien des points au nerf vague anatomiquement et physiologiquement. Et puis, le grand sympathique ne peut-il être, lui aussi, touché et impressionné par les lésions gutturales ?

Quoi qu'il en soit de la réalité de cette interprétation, elle satisfait mieux l'esprit que les raisons indigentes qui ont été jusqu'ici fournies. Elle donne une explication logique de l'origine des troubles digestifs qui tuent si fréquemment les tiqueurs, de l'irrégularité, de l'inconstance de leurs atteintes et ouvrent même une voie nouvelle à la thérapeutique.

S'il est matériellement impossible de prouver avec plus de rigueur la part primordiale qui revient à l'innervation vaguo-sympathique dans la genèse des coliques de tic, la perturbation fonctionnelle de la X° paire peut être mieux appréciée sur le cœur.

On sait que le pneumogastrique contient les fibres d'arrêt et les fibres sensibles du cœur ; que son excitation produit un ralentissement remarquable des battements cardiaques ; qu'il exerce sur les nerfs accélérateurs une action phrénatrice et régulatrice.

Or, sur trois tiqueurs (1), nous avons constaté des intermittences cardiaques très nettes. Sur l'un d'eux, ces intermittences couvraient deux et trois révolutions ; le nombre des mouvements tombait à 30, 29, 25 par minute ; il n'y avait ni souffle ni dédoublement.

Sont-ce là de simples coïncidences ou les intermittences cardiaques — nécessairement liées à l'innervation du vague — ne viennent-elles pas fournir une démonstration inattendue et bien tangible de la réalité des troubles dont nous accusons les tiqueurs ?

Tic et cornage. — Quelques mots maintenant sur un fait

---

(1) Parmi 24 observations.

qui n'a jamais été signalé et que nous croyons cependant assez commun : sur la coexistence du tic et du cornage.

Les perversions morbides par excès et par insuffisance de la contraction musculaire évoluent souvent côte à côte. Parfois même ces symptômes semblent se superposer (paralysie agitante chez l'homme). Dans d'autres cas, au fur et à mesure de la progression des lésions originelles, la paralysie et l'atrophie succèdent aux spasmes.

Nous avons retrouvé la concomitance de ces symptômes en apparence contradictoires chez certains tiqueurs. Sur 24 observations nous relevons, en effet, 4 cas de tiqueurs-corneurs.

Une autopsie pourrait seule éclaircir ces faits singuliers et en démontrer la relation. Il semble, cependant, déjà possible de pressentir la genèse de ces troubles gutturo-laryngés.

La sténose laryngienne est très généralement le résultat de la dégénérescence des récurrents, le plus souvent d'un seul. Mais cependant le cornage, par le fait d'une lésion du laryngé supérieur, ne semble pas non plus impossible, et des expérimentateurs (Moeller, Exner (1)), après avoir réséqué une portion du laryngé supérieur, ont constaté la dyspnée laryngienne et l'atrophie de tous les muscles du côté correspondant.

L'étendue de la zone lésée par les lésions gutturales originelles du tic, la diversité des fibres nerveuses qui peuvent être intéressées, fourniraient le mécanisme de ces symptômes disparates. Ici une irritation superficielle engendrerait des spasmes, là une compression déterminerait de la paralysie. La persistance du bruit qui accompagne le tic tiendrait dans ces conditions à l'unilatéralité des lésions laryngées.

Quoi qu'il en soit, ces faits de concomitance du tic et du cornage sont assez fréquents pour retenir dès maintenant l'attention. Ils viennent, croyons-nous, singulièrement renforcer la théorie que nous exposons.

Déterminisme. — Avant de terminer, une question de physiologie pathologique s'impose : le tic est-il un acte coordonné, systématique, orienté vers un but défini ou bien un mouvement involontaire dans lequel il n'est pas possible de reconnaître la moindre systémisation fonctionnelle ?

La recherche des muscles ou des groupes de muscles qui concourent aux mouvements de tic montre que leur synergie active ne tend vers aucun but connu, quel que soit d'ailleurs le crédit accordé à notre théorie.

Si l'on ne voit, en effet, que la réaction motrice tangible, celles des mastoïdo-huméraux, des sterno-maxillaires... il est indéniable que la contraction ne rime à rien. Le seul effet produit, en l'absence de l'appui, est une flexion brusque, saccadée

---

(1) Thomassen, « Recherches sur la pathogénie du cornage (*Hemiplegia laryngis*) du cheval », *Revue vétérinaire*, 1er mars 1902.

de la tête sur l'encolure immédiatement suivie d'un abaissement non moins brusque de celle-ci (tic en l'air).

Si l'on veut bien étendre la contraction aux muscles pharyngiens et laryngiens, la secousse musculaire n'en reste pas moins sans effet utile. La réaction motrice devient un acte tronqué de déglutition, associé à une sorte de spasme laryngé, le tout contrecarré par la descente intempestive de l'appareil hyo-laryngien.

Le tic est donc une perturbation de la motilité sans déterminisme réel ; c'est un spasme complexe, d'origine périphérique, qui ne conduit ni à une éructation ni à une véritable déglutition.

Paris et Limoges. — Imprimerie militaire Henri CHARLES-LAVAUZELLE.

Paris et Limoges. — Imprimerie militaire Henri CHARLES-LAVAUZELLE.